AF384005

DU
PTÉRYGION

ET DE SON TRAITEMENT

PAR LA

MÉTHODE DITE D'ENROULEMENT

PAR

Paul DARRIGADE

DOCTEUR EN MÉDECINE DE LA FACULTÉ DE PARIS

PARIS

ALPHONSE DERENNE

52, Boulevard Saint-Michel, 52

1885

DU

PTÉRYGION

ET DE SON TRAITEMENT

PAR LA

MÉTHODE DITE D'ENROULEMENT

PAR

Paul DARRIGADE

DOCTEUR EN MÉDECINE DE LA FACULTÉ DE PARIS

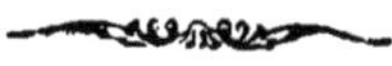

PARIS

ALPHONSE DERENNE

52, Boulevard Saint-Michel, 52

1885

A MON PÈRE

A MA MÈRE

MEIS ET AMICIS

M. LE PROFESSEUR PANAS

Membre de l'Académie de Médecine
Chevalier de la Légion d'honneur

DU PTÉRYGION

ET DE SON TRAITEMENT

PAR LA

MÉTHODE DITE D'ENROULEMENT

AVANT PROPOS

Bien des méthodes ont été préconisées pour l'opération du ptérygion et cette multiplicité prouve suffisamment qu'aucune d'elles ne devait être bien parfaite. En effet, toutes ont été plus ou moins souvent suivies de récidives. Aussi, devant les heureux résultats que nous avons vu obtenir depuis plusieurs années par M. le D\u02b3 Galezowski avec le procédé qu'il a appelé *opération par enroulement*, nous avons cru qu'il serait utile d'en consigner dans notre thèse inaugurale et le *modus faciendi* et le succès qu'on peut en attendre.

Nous n'avons fait qu'effleurer l'étude propre du ptérygion, car, pour la faire totalement, il nous eut fallu sortir du cadre que nous nous étions tracé ; mais nous avons fait aussi complet que possible l'historique de tout le traitement qu'on lui a appliqué jusqu'à co jour, le comparant, le différenciant, et mettant surtout en relief les succès et les insuccès portés à leur actif, de façon à pouvoir conclure que le procédé que nous reconnaissons amène des résultats supérieurs à tous ses devanciers, car bien des fois il a réussi là où les autres avaient échoué.

Nous remercions bien sincèrement M. le Dr Galezowski de la bienveillance avec laquelle il nous a accueilli en nous permettant d'observer les malades de sa clinique.

Que M. le professeur Panas veuille bien recevoir l'hommage de notre reconnaissance pour avoir accepté la présidence de notre thèse inaugurale.

Nous ne saurions terminer cet avant-propos sans remercier des bons conseils qu'il nous a prodigués, notre excellent ami Despagnet, chef de clinique de M. Galezowski.

DESCRIPTION

Définition. — Le ptérygion (πτερύγιον aileron, petite na-
geoire) autrefois appelé ongle de l'œil, ongle celluleux,
pinna, sagitta, polypus oculi, est une sorte d'hypertrophie
de la conjonctive bulbaire affectant la forme triangulaire,
dont la base plus ou moins large est tournée vers le grand
angle et se perd au-dessous de la caroncule, et dont le
sommet touche le bord interne de la cornée ou s'avance
sur cette membrane.

Variétés et symptomatologie. — D'après son aspect les
ophthalmologistes avaient subdivisé le ptérygion en plusieurs espèces ; c'est ainsi que Cunier et Pétrequin en
admettaient quatre variétés : 1° le celluleux dans lequel le
tissu cellulaire sous-conjonctival est plus ou moins épais ;
2° le vasculaire qui se distingue par le développement des
vaisseaux de la base au sommet ; 3° le charnu, qui présente une vascularisation encore plus prononcée et une
consistance sarcomateuse ; 4° le graisseux qui apparaît
après une longue existence de la variété charnue et qui
n'en est qu'une transformation.

Une autre division qui n'est que la simplification de la
précédente est celle qui ne considère que deux variétés de
ptérygion, le ténu membraneux, le charnu ou crassum.

Toutes ces divisions sont oiseuses, car elles ne reposent
que sur le degré de développement de l'excroissance con-
jonctivale. La seule distinction qu'il y ait à faire au point

de vue le plus important, celui de la vision, est celle-ci : le ptérygion a-t-il ou non envahi la cornée? Et nous verrons, quand nous parlerons de la marche et du pronostic, que le même ptérygion suivant qu'il aura son siège exclusivement sur la conjonctive et sur les bords de la cornée, ou qu'il occupera en tout ou en partie le champ pupillaire, ne sera dans le premier cas que la plus insignifiante des difformités de l'œil dont l'existence elle-même pourra échapper au malade tandis que dans le second cas les lésions les plus graves peuvent en être la conséquence.

Quelles que soient ces variétés il est un fait basé sur les statistiques et qui montre que le ptérygion affecte un siège à peu près invariable et une forme particulière. C'est en effet à la partie interne du grand angle de l'œil qu'on l'observe presque toujours. Ainsi sur 105 cas opérés par Riberi 100 se trouvaient dans la région que nous indiquons, soit 94,24 pour cent ; 4 dans l'angle externe ; un seul descendant du sinus palpébral supérieur sur la cornée.

Beer (1) donne une moyenne encore plus élevée : 98,93 pour 100, sur 376 cas, il n'a observé la maladie que deux fois dans l'angle externe et une fois sur chacun des muscles droits supérieur et inférieur. Enfin M. A. Desmarres a trouvé comme moyenne 97,69 pour 100, chiffre qui se rapproche beaucoup des précédents ; sur 130 cas l'onglet siégeait 127 fois dans le grand angle de l'œil, 1 fois dans les deux angles nasal et temporal, 1 fois dans l'angle externe seulement ; enfin il était quadruple et se montrait sur la conjonctive qui correspond aux 4 muscles droits de

____

1. Beer, Lehre von den Augenk, vol. II, p. 638, 1817.

l'œil sous la forme d'une croix de Malte (voir Larroque, n° 157, thèse de Paris p. 9 et 10, avril 1877). .

Ainsi donc, la prédominance très grande du ptérygion siégeant à l'angle interne de l'œil est un fait parfaitement démontré et il faut immédiatement ajouter cette autre règle plus générale encore, qu'il est toujours situé dans la direction prolongée du muscle droit correspondant, ce qui donne une apparence de vérité (mais l'apparence seulement), à l'opinion qui consiste à ne voir en lui qu'une sorte d'expansion des tendons. S'il y en a deux, le premier occupe la position que nous venons d'indiquer, le second est externe, sa base est tournée vers la commissure externe. Il répond au muscle droit externe. S'il y en a quatre, le troisième et le quatrième seront, l'un supérieur, l'autre inférieur, toujours dans la direction des muscles droits correspondants (1).

Chose singulière, écrit Desmarres fils, jamais on ne voit trois ptérygions sur le même œil. Pourtant M. Duplay (*Traité de path. externe*, t. IV, p. 303) cite Beer qui aurait vu ce cas exceptionnel. Un autre cas unique en son genre mérite d'être signalé. M. Galezowski (2) a vu un ptérygion se développer dans la direction du muscle grand oblique; il était très étroit et avait pour cause une ancienne blessure de la cornée.

Mon excellent ami Despagnet, chef de clinique de M. Galezowski, signale le cas qu'il a observé le 7 avril 1881 d'un individu de 69 ans, inscrit au registre sous le

1. A Desmarres, *Leçons cliniques de chirurgie oculaire*, p. 295.
2. Galezowski, *Traité des maladies des yeux*, 1872, p. 23.

nº 64174, qui présentait sur le même œil quatre ptérygions correspondants aux quatre muscles droits.

On trouve dans les différents auteurs la description de variétés plus ou moins extraordinaires : ptérygion double sur le même point, ptérygion ayant sa base du côté de la cornée et son sommet inséré vers la périphérie, etc., mais leur étude n'a aucune importance. Quoi qu'il en soit de ces variétés plus ou moins hypothétiques et discutables, le ptérygion occupe presque toujours des parties de la conjonctive non recouvertes pendant la veille par les paupières, c'est-à-dire la direction des muscles droits interne et externe. Quant aux affections similaires qu'on peut observer en haut ou en bas sur les parties recouvertes par les paupières, on a affaire ordinairement à des états pathologiques qui rappellent plus ou moins le symblépharon partiel, mais qu'on distingue actuellement sous le nom de faux ptérygions ou ptérygoïdes (Wecker, *Thérapeutique oculaire*, 1879, p. 130-136).

Nous avons dit que lorsqu'il n'y a qu'un simple ptérygion, et c'est le cas habituel, il est toujours situé dans l'angle interne de l'œil. Ce siège de prédilection trouve son explication dans ce fait qu'il existe en ce point des vaisseaux plus nombreux et plus volumineux qu'ailleurs. Nous ajouterons que le grand angle de l'œil se trouve moins protégé par les paupières, qu'il est plus exposé à l'action de l'air, de la lumière, des corps étrangers, toutes causes qui ont une certaine importance sinon sur la production, du moins sur le développement de l'onglet celluleux.

Le ptérygion revêt généralement la forme triangulaire.

Ce fait dépend très probablement, dit Scarpa (1), des adhérences de la conjonctive, qui deviennent plus intenses à mesure qu'on s'approche de la cornée. Aussi Forestus écrivait : « *Non cooperit (pterygium) oculum nisi in forma sagittæ (Op. med. lib. XI, Obs. VI).* » Il est plus probable que la forme triangulaire est due à la disposition radiée du système vasculaire qui fournit à la nutrition de la cornée. Cette forme est un caractère tellement tranché qu'elle suffisait à Scarpa pour faire distinguer le vrai onglet du faux.

Assez souvent, pourtant, lorsque la production atteint un grand développement, on observe une forme trapézoïdale. Les bords supérieur et inférieur, plus ou moins saillants au-dessus de la conjonctive saine, ordinairement droits, manquent quelquefois de régularité, et leur courbe regarde les sinus de la conjonctive, soit par la connexité, soit par leur concavité ; mais, qu'ils soient droits ou courbes, les deux bords se rejoignent sur la cornée même ou sur un point assez rapproché de l'anneau périkératique, en formant un angle plus ou moins aigu que l'on a comparé à un fer de lance dont il a souvent la forme. Cette partie effilée est ce qu'on appelle le sommet de l'onglet.

C'est là le cas le plus fréquent, celui qui se présente le plus ordinairement à notre observation. Mais des variétés dans la disposition que nous venons de décrire ne sont pas tout à fait rares. Ainsi dans un cas opéré par M. Panas (2), le ptérygion interne siégeait au-dessous du diamètre transverse de l'œil représenté par la direction du muscle droit interne.

---

1. Scarpa. — *Traité des maladies des yeux*, 1821, t. I, p. 261.
2. Thèse de Rondouly, p. 31, août 1877, Paris, n° 126.

Weller (1) a observé un ptérygion qui offrait une bifurcation remarquable au sommet. Un vieillard opéré par Desmarres (*Traité des maladies des yeux*, Tome II ; Paris 1855) portait du côté interne un onglet qui s'avançait vers la cornée et présentait sur cette membrane autant de largeur que sur la conjonctive scléroticale ; la moitié interne de la cornée en était recouverte complètement.

La base du tissu morbide en est toujours la partie la plus large ; elle repose sur le tissu conjonctival pouvant même envahir la muqueuse palpébrale (2) ; elle s'avance ordinairement jusqu'au repli semi-lunaire et confine alors à la caroncule lacrymale. Cette circonstance a été invoquée dans l'étiologie du ptérygion.

Les deux parties constituantes de ce dernier, base et sommet, diffèrent entre elles par leur étendue, leur couleur et les troubles qu'elles déterminent. Le sommet est constitué par une saillie plus ou moins aiguë de couleur gris argenté et non point nacrée, comme le décrivaient les anciens auteurs qui croyaient voir en lui le tendon d'un muscle nouveau. Son siège fait de ce sommet la partie sérieuse et la plus redoutable de l'onglet puisqu'il menace directement le champ pupillaire. Enfin il est dépourvu de vaisseaux.

La base au contraire se fait toujours remarquer par la présence des vaisseaux plus ou moins nombreux, plus ou moins dilatés qui la sillonnent. C'est comme nous l'avons vu au commencement de cette description, d'après les différents aspects de cette base qu'on avait établi plusieurs varié-

---

1. *Traité théor. et prat. des maladies des yeux.*
2. Rondouly, *loco citato*, p. 34.

tés de ptérygion. Elle adhère lâchement aux tissus sous-jacents sous lesquels elle peut facilement glisser. Dans quelques cas même, cette adhérence fait conplètement défaut, et le ptérygion constitue entre la conjonctive et la cornée une sorte de pont sous lequel un stylet fin peut être engagé (1).

1. Rondouly, *loco citato*, p. 35.

ANATOMIE PATHOLOGIQUE

Cette question agitée par bon nombre d'auteurs n'a pas encore aujourd'hui trouvé une solution bien déterminée. Aussi ne pouvons-nous ici mieux faire que d'exposer la manière de voir de quelques uns de ces auteurs.

Scarpa considère le ptérygion comme étant une distension plus ou moins considérable des vaisseaux de la conjonctive compliquée d'atonie et d'épaississement de cette membrane. D'ailleurs pour lui, le ptérygion, l'ophtalmie chronique variqueuse, et le nuage de la cornée (qu'il distingue soigneusement du leucome ou albugo) sont trois maladies qui ne diffèrent entre elles que par le degré d'intensité.

Larroque dans sa thèse de Paris (1877) n° 157 réfute de la manière suivante l'opinion de Scarpa : « Si cette manière de voir était exacte, le ptérygion devrait être aussi fréquent que l'ophtalmie chronique variqueuse ; or l'expérience journalière nous démontre qu'il est loin d'en être ainsi, d'abord en nous révélant les onglets parvenus à un développement considérable sans maladies intérieures du globe oculaire ; en second lieu en nous faisant voir combien peu sont fréquents les cas de cette maladie comparés à ceux presque innombrables d'ophtalmie. »

Rognetta (1), frappé par le siège qu'affecte toujours le

1. Rognetta, *Cours d'ophtalmologie*, Paris, 1839, p. 162.

ptérygion, pense qu'il est dû à une espèce de carnification de l'expansion aponévrotique d'un des muscles droits : « On sait, dit-il, que les aponévroses se carnifient quelquefois, c'est-à-dire se convertissent en tissu musculaire par une déposition accidentelle de fibrine entre leurs mailles. »

Pour que cette opinion ait lieu d'être il faudrait ce qui n'est pas, c'est-à-dire que la conjonctive ait quelque rapport avec les muscles.

Or, si nous prenons un livre d'anatomie, par exemple le *Traité pratique d'anatomie médico-chirurgicale*, de M. le professeur Richet, nous lisons à l'article muscles de l'orbite page 95 :

Les muscles de l'œil, au nombre de sept, s'insèrent comme il suit : « Les quatre droits s'insèrent en arrière, au pourtour du trou optique... de là les fibres charnues se dirigeant d'arrière en avant vers le globe de l'œil entrent bientôt dans la gaîne effilée que leur offre l'aponévrose, et arrivées au point où elles émergent de la gaîne, se divisent en deux faisceaux. L'un, toûjours plus petit, se dirige vers les parois orbitaires, s'entoure du repli de l'aponévrose orbito-oculaire ou *aileron ligamenteux* qui lui correspond, et s'insère dans le même point que lui à l'orbite, par un petit tendon aplati ; l'autre, plus volumineux, se porte vers le globe de l'œil, se dirigeant en dedans et un peu en arrière, de manière à former un coude avec sa direction première et va s'insérer à la sclérotique par un large tendon dont les fibres se confondent avec celles de cette membrane. Le lieu précis de cette insertion se fait, suivant M. Sappey, pour le droit supérieur à 8 ou 9 millimètres en arrière du bord cornéal, à 7 ou 8 pour le droit externe, à 7 ou 8 pour le droit inférieur, à 5 ou 6 pour le droit interne c'est-à-dire suivant une ligne spirale plus éloignée de la cornée supérieurement et s'en rapprochant en passant successivement par le côté externe, puis inférieur, puis interne du globe oculaire. »

Il n'est donc pas question, dans cette étude, des muscles orbitaires de la conjonctive qui a également dans le même *traité d'anatomie chirurgicale* une description bien nette.

« La conjonctive, dit M. le professeur Richet, est la muqueuse de l'appareil oculaire ; pâle) et blanche à l'état physiologique, d'un rouge briqueté lorsqu'elle est injectée, elle tapisse la face antérieure du globe de l'œil et des paupières.

« La conjonctive se confond sur le bord libre des paupières avec le tégument externe, et, en ce point elle est très adhérente, tandis qu'à la face postérieure des paupières elle est unie aux couches sous-jacentes par un tissu cellulaire modérement serré. Des paupières elle se porte sur le globe oculaire, dont elle recouvre le tiers antérieur jusqu'à la circonférence de la cornée, où, selon quelques anatomistes elle s'arrête net, tandis que, selon d'autres elle passe au devant d'elle sans interruption.

« Dans les divers points de son passage sur le globe oculaire, elle est doublée par un tissu cellulaire à mailles lâches et allongées parcouru par de nombreux vaisseaux faciles à remplir au moyen des injections artificielles et susceptible de devenir le siège d'un œdème quelquefois très-prononcé. »

C'est précisément cet état anatomique de la conjonctive qui a donné suite à la théorie de Arlt (*Die Krankulen des*

auges, p. 59, Prage 1858) qui veut que le point de départ
du ptérygion soit une ulcération du bord de la cornée
dont la rétraction entraîne la conjonctive. Cette théorie
est d'ailleurs très bien exposée dans (*le traité des maladies des yeux* de M. de Wecker, t. I, p. 148-156, 2me
éd., Paris 1867) et dont voici quelques fragments : « A
la suite des petits ulcères de la cornée qui siègent surtout
vers son bord près de l'anneau conjonctival, et à l'époque
de la cicatrisation la conjonctive est attirée vers cette
partie et forme de petits plis rayonnant vers le centre de
la cornée. Comme le tissu ferme et doux de cette membrane ne peut pas recouvrir la perte de substance, il est
évident que la rétraction cicatricielle du tissu cellulaire
qui remplit cette perte de substance causée par l'ulcère se
fera principalement sentir vers la conjonctive mobile et
facile à déplacer s'il survient des pertes de substances de
la couche épithéliale entre les petits plis de la conjonctive.
Attirés, soit par le frottement de corps étrangers, soit par
l'action de substances irritantes ou caustiques, ces plis
s'unissent entre eux et forment alors un pli triangulaire
épais qui surpasse le niveau de cette dernière et converge
vers le point du bord cornéen où le petit ulcère et la perte
de substance ont eu lieu, tandis que sa base se perd insen-
siblement dans la conjonctive bulbaire vers le cul-de-sac.

« Si les ptérygions manquent dans l'enfance (époque
pendant laquelle les pustules sont bien plus nombreuses
pourtant que dans l'âge mûr), ce n'est pas comme le
dit Arlt parce que la réaction inflammatoire manque ou
ne serait pas assez persistante, mais bien à cause de la
grande élasticité de la conjonctive et de son tissu sous-

muqueux ; les plis qui se forment dans le jeune âge sont très vite effacés et ne persistent pas. Une disposition inverse s'observe dans la vieillesse d'où le plus grand nombre de ptérygions observés à cette époque de la vie.

On pourrait se demander pourquoi tous les ulcères et toutes les pertes de substance du bord de la cornée ne donnent pas lieu à la formation d'un onglet. D'abord toutes les affections de ce genre qui sont accompagnées d'une inflammation forte, avec exsudation préalable dans le tissu sous-conjonctival, accolent la conjonctive au bulbe et s'opposent ainsi à son déplacement. Ce ne sont que les lésions superficielles de la cornée siégeant sur l'anneau conjonctival ou tout près de lui, accompagnées de peu de réaction inflammatoire, qui peuvent être suivies d'un ptérygion.

Mais pour que l'onglet se forme il faut que la conjonctive présente un certain degré de relâchement, que les plis de la partie tiraillée vers la cornée persistent pendant quelque temps, et que le malade soit exposé à des causes nuisibles facilitant des pertes de substance de la couche épithéliale entre les plis de la conjonctive et donnant ainsi lieu à leur accolement. Nous voyons donc qu'il faut un certain concours de circonstances, et qu'il ne faut pas trop s'étonner de ne rencontrer le ptérygion que peu fréquemment.

Middlemore (1) et Petrequin (2) placent dans le tissu

1. Meddlemore. *Trea'ix of the medical and physical society of Calcutta.*

2. Petrequin. *Recherches d'anatomie pathologique sur la nature du ptérygion. Annales d'oculistique*, t. I, p. 467.

cellulaire sous-conjonctival seul le siège de cette maladie. Or, si l'onglet est dû à une hypertrophie du tissu sous-conjonctival, il est dû bien plus encore à une hypertrophie de tous les éléments de la membrane muqueuse qui tapissent la sclérotique.

M. Desmarres s'exprime ainsi dans la dernière édition de son *Traité des maladies des yeux :* « Le ptérygion paraît consister dans l'épaississement du tissu cellulaire sous-muqueux, et dans la vascularisation et le développement aponévrotique de l'un des muscles droits. » C'est une opinion mixte.

Enfin, si nous rentrons dans l'examen histologique, nous lisons dans le *Dictionnaire de Nystin*, au mot *Ptérygion*, p. 103, la définition de Ch. Robin : « Le ptérygion est une hypertrophie partielle cellulo-vasculaire et fibro-plastique de la conjonctive oculaire. »

M. Martin, chef de clinique de M. Desmarres fils, a constaté sur le champ du microscope les éléments seuls de la conjonctive oculaire et du tissus sous-conjonctival sans altération ni de la couche épithéliale, ni du chorion muqueux, ni des fibres du tissu cellulaire, ni des cellules adipeuses, ni des vaisseaux sanguins. Le nombre seul de ces éléments variaient avec l'espèce à laquelle appartenait l'onglet.

En résumé, le nombre de faits que l'on peut citer aujourd'hui n'est pas encore suffisant pour fixer définitivement cette question d'anatomie pathologique. De nouvelles études sont nécessaires pour nous apprendre si, dans quelques cas de ptérygion très développé, dans le sarcomateux par exemple, on ne retrouverait plus les éléments de nouvelle

formation signalés par Robin, s'il n'existe pas de modifications anatòmiques correspondant aux différents aspects de
l'onglet, ou bien, admettant que les éléments normaux
seuls font toujours partie de la tumeur, déterminer exacte-
ment quels sont leurs rapports entre eux dans la masse
hypertrophiée, quel est leur mode de groupement, enfin
quels sont leurs proportions respectives suivant la variété
de l'affection.

ÉTIOLOGIE.

Bien que l'on ne connaisse guère la cause du ptérygion, il est pourtant deux faits constatés par tous les auteurs, et que les statistiques tendent à prouver chaque jour. On a remarqué en effet : 1° que le ptérygion était beaucoup plus fréquent dans les pays chauds, et 2° qu'il survenait très souvent chez les individus exposés aux poussières.

L'onglet que nous rencontrons assez souvent en France est tellement répandu dans l'Amérique Centrale par exemple que certains auteurs le regardent comme une maladie en quelque sorte endémique. C'est ainsi que dans le golfe du Mexique cette affection est la plus commune de toutes les maladies des yeux ; sans distinction de race on l'observe en effet chez les créoles, les blancs, les noirs, les mulâtres, les Arabes, les Chinois, les Suédois et cela sans que l'un de ces groupes paraisse y être plus ou moins prédisposé.

Dans le *recueil d'ophtalmologie* de 1877, t. IV, p. 95, nous trouvons un fragment de lettre du Dr Hache. « Il y a (à Cayenne), dit-il, très peu de maladies des yeux. La plus commune de toutes est le ptérygion qui se développe ici dans toute sa splendeur. Non seulement il est très commun de rencontrer des personnes porteurs de cette affection, mais souvent le même œil offre des ptérygions doubles et même quadruples. »

Heineken, dans le *medical repository* vol. XXII p. 15,

London 1824, écrit : « Je crois qu'on peut dire qu'un dixième des paysans et des bateliers de l'île Madère sont atteints de ptérygion à un degré plus ou moins prononcé. La cause de la fréquence de cette affection chez cette classe d'hommes pourrait bien dépendre de ce qu'ils s'exposent constamment aux rayons du soleil le plus ardent, en n'ayant sur la tête qu'un petit chapeau de drap (carapuça) qui n'ombrage et ne protège en rien les yeux. »

Lawrence (1) n'a pas une opinion différente et Rognetta n'attribue pas à une autre cause sa fréquence dans le midi du royaume de Naples et surtout dans la Calabre.

M. Galezowski (2) constate également que cette affection se montre très fréquemment dans certains pays de l'Amérique du sud ; elle est commune au Brésil.

Il serait superflu de multiplier les témoignages pour établir désormais ce point acquis à l'histoire du ptérygion. Nous ajouterons que l'on a remarqué que le développement de cette production morbide était hâté par les temps chauds et humides, surtout lorsqu'ils étaient lourds, électriques et sous l'influence des vents tempétueux quelle qu'en fût l'origine cardinale.

Parmi les causes aussi actives que la précédente, nous trouvons l'action des poussières. Ces corpuscules étrangers par leur contact prolongé ou plutôt souvent réitéré déterminent dans les tissus qui les entourent une légère excitation qui ne s'accompagne le plus souvent

1. Lawrence *Trealise of the descase of the ese*, p. 365, London 1833.

2. Galezowski. *Recueil d'ophtalmologie*, année 1879, avril p. 453.

d'aucun symptôme particulier, mais capable de favoriser et d'exagérer les mouvements nutritifs dont ils sont le siège. De là le développement insensible du ptérygion qui échappe au malade jusqu'à ce qu'il ait atteint un degré assez grand.

Le ptérygion pourrait enfin être congénital et Wardrop (1) cite un cas de ce genre.

De 1 an à . . . . . 15 ans	1 cas.
De 15 — . . . . . 20 —	4 —
De 20 — . . . . . 30 —	20 —
De 30 — . . . . . 40 —	44 —
De 40 — . . . . . 50 —	38 —
De 50 — . . . . . 60 —	11 —
De 60 — . . . . . 70 —	11 —
De 70 — . . . . . 80 —	2 —

Il ne se montre que très rarement chez les enfants ou les jeunes gens, on l'observe ordinairement chez les adultes ou chez les vieillards surtout de trente à soixante ans. Les blonds sont moins atteints que ceux dont le pigmentum est plus développé. L'homme y est plus sujet que la femme probablement parce que, à cause de ses occupations plus rudes, il s'expose davantage au soleil, à la chaleur, aux poussières irritantes, lesquelles sont, comme nous allons le voir, la principale cause déterminante de la maladie. Il est donc inutile d'énumérer les professions qui y sont les plus exposées.

Le ptérygion affecte également les animaux au point de vue de la fréquence. Il porte alors simplement le nom

____
1. Wardrop: *On the Morbid anatomy of the eye*, p. 27.

d'onglet. Les vétérinaires l'opèrent par excision (Robin).

L'influence du climat, des professions, de l'âge étant admise, il nous reste à déterminer quelles sont les causes capables d'expliquer comment la maladie naît et se développe.

Beer (*loco citato*) ayant observé le ptérygion surtout chez les maçons, l'attribue presque exclusivement à l'action de la poussière des pierres et de la chaux sur la conjonctive.

On a signalé, comme étant le point de départ d'un onglet la présence dans l'œil d'un grain de poudre qui aurait séjourné pendant des années enchassé dans la conjonctive. Les traumatismes portent soit sur la muqueuse oculaire seule, soit en même temps sur la muqueuse et les paupières. La brûlure de la conjonctive a donné lieu une fois à un ptérygion qui dans ce cas était plus dense que d'habitude, il adhérait plus fortement à la circonférence de la cornée et au-dessus de la sclérotique (Mackensie). Puis viennent les maladies des paupières telles que : trichiasis, entropion, enfin les inflammations de la conjonctive oculaire. Cette inflammation que l'on observe assez fréquemment en même temps que l'onglet, sans que l'on puisse dire toujours si elle a précédé ou suivi le développement de cette production morbide, a été invoqué par divers auteurs et surtout par Scarpa.

Nous savons que pour Scarpa l'onglet était toujours la conséquence d'une ophtalmie chronique variqueuse ; les auteurs qui vinrent après lui en firent également la suite d'une ophtalmie antérieure, origine première de la maladie. L'expérience nous montre tous les jours le contraire de cette opinion. Beer rejette absolument cette étiologie et admet tout au plus que la conjonctive puisse présenter une plus grande laxité à la suite d'un état inflammatoire prolongé et traité par les émollients, mais il affirme que ces cas ne se terminent jamais par la formation d'un ptérygion.

Cependant si l'on remarque que le développement du ptérygion est considérablement hâté à partir du moment où l'inflammation s'est déclarée, on ne pourra s'empêcher d'admettre que les ophtalmies, en donnant lieu à de petits exsudats qui siègeraient à la circonférence de la cornée, ne puissent devenir une cause de ptérygion. Ces derniers agissent alors en amenant la dilatation des vaisseaux dans la partie de la conjonctive chargée de leur nutrition, et une hypertrophie consécutive. Mais à l'exemple de Beer nous ne saurions voir dans l'affection qui nous occupe le résultat d'une transformation de l'ophtalmie chronique, comme le professe Scarpa, et dans cette dernière son origine unique.

A Constantinople, le D' Manhardt (1) dit que cette affection serait la suite d'une épisclérite soit aiguë, soit chronique, laquelle si elle est négligée gagne quelquefois le corps ciliaire et provoque une scléro-choroïdite chronique antérieure. Cette terminaison grave par ses conséquences n'existe pas dans le reste de l'Europe et n'a pas été, que je sache, remarquée dans les pays chauds.

Certains oculistes avec Stellivagt expliquent l'évolution de l'onglet à partir du moment où il commence à poindre sur le globe de l'œil jusqu'à son entier développement par la présence d'une petite pustule qui siègerait tantôt sur la

---

1. Manhardt, *arch. für ophtalmologie* 1868, vol. XIV, 3ᵉ partie.

-circonférence de la cornée, tantôt près de la base de la
membrane semi-lunaire. Cette pustule, d'après eux, ma-
trice du ptérygion, donnerait lieu en partie à un boursou-
flement de la conjonctive qui, se repliant latéralement sur
elle, formerait ainsi un sinus d'où partiraient désormais
les vaisseaux de l'onglet conjonctival. En même temps
ceux-ci se partageraient en un nombre considérable de
ramuscules, en se dirigeant vers la cornée qu'ils ne tarde-
raient pas à envahir. Le tissu conjonctival à son tour se
pénétrerait de fluides albumineux, et rencontrant sur ses
côtés une traînée plus serrée, se replierait de manière à
constituer la tumeur avec tous ses caractères.

La théorie de Arlt que j'ai exposée, d'après M. de Wecker, dans l'*Anatomie pathologique*, est à peu près la même
que la précédente. Pour lui, en effet, à la suite de petits
ulcères du bord de la cornée, la cicatrisation attirérait le
tissu épithélial environnant. Celui de la cornée fortement
attaché à cette membrane ne pouvant céder, la rétraction
cicatricielle agirait principalement sur la conjonctive qui
est assez mobile et se déplace facilement. Celle-ci ainsi
tiraillée vers le siège de la cicatrice, se plisse, s'irrite, se
vascularise et forme ainsi le ptérygion.

Quelque séduisante que paraisse cette théorie de Arlt,
exposée avec tant de soin par Wecker, elle n'est pas complètement adoptée par tous les auteurs, et d'après Abadie (1), ne serait applicable que dans un certain nombre
de cas, l'observation clinique confirmant, dit-il, son opinion, puisque cette maladie se développe de préférence

1. Abadie, *traité des maladies des yeux*, Paris 1876, t. I.

chez les individus exposés à l'action des poussières irritantes.

Horner (1) a donné une théorie qui se rapproche beaucoup de celle de Arlt. Horner admet également que le
ptérygion est un pli conjonctival tiré du côté de la cornée
par suite d'une adhérence qui s'est établie entre la conjonctive et la surface cornéenne ulcérée. Mais il se sépare
de tous les observateurs connus lorsqu'il ajoute que le pinguecula serait en quelque sorte un stade prodromal du
ptérygion, ce dernier se développant toujours au dépens
d'un pinguécula (Manhardt, *loco citato*, pages 81-102).

M. Carassan dans sa thèse de 1880 sur le ptérygion
cite une observation prise chez M. Galezowski, le 3 juillet
1880, et qui tendrait à prouver la justesse d'une des ob-
jections faites à la théorie de Arlt, objection qui consiste
à mettre en opposition le développement silencieux et in-
dolent du ptérygion à son début, et la vive inflammation
avec larmoiement, qui dit-on, ne manque jamais d'accompagner, à un degré plus ou moins élevé, les ulcérations
de la cornée. Voici cette observation : « J'ai pu observer
ces jours derniers un onglet tout à fait à son début et qui
n'avait pas attiré l'attention du malade, lequel venait demander des soins pour une paralysie commençante des
muscles du globe. Ce ptérygion situé du côté du droit interne présente des dimensions fort restreintes (moins de 1
centimètre de longueur) ; il empiète un peu sur la cornée,
et son sommet transparent, d'un blanc argenté, compa-

---

1. Horner, *Corresp. bl. f. schweitzer aertzte*, 15 sept. 1875, n°
18, p. 534.

rable à la membrane ailée de la libellule, repose manifestement sur une ancienne ulcération superficielle du bord cornéen que l'on aperçoit directement en faisant miroiter l'œil. Sa base n'arrive pas encore jusqu'au repli semilunaire, et, dans l'intervalle qui l'en sépare, la conjonctive bulbaire présente l'aspect normal.

« Interrogé sur l'époque probable de l'apparition de cette membrane nouvelle, le malade répond qu'il n'a jamais eu l'œil enflammé et qu'il ne s'était jamais aperçu qu'il eût sur son œil quelque chose d'anormal. Ainsi donc aucune réaction inflammatoire n'avait accompagné, du moins d'une manière nette, la formation de l'exulcération cornéenne.

« Ainsi donc, ajoute M. Carassan, dans le cas dont je viens de parler, il est difficile d'invoquer, comme étiologie, la prépondérance dans le volume et l'énergie du muscle droit interne, puisque au moment où l'onglet commence le muscle est à moitié paralysé. Il est vrai que cette parésie mettait le globe dans des conditions favorables au contact prolongé des poussières irritantes, mais en présence de la perte de substance que j'ai signalée, il me semble préférable d'admettre que les poussières n'ont agi de manière à provoquer un ptérygion que le jour où une ulcération superficielle a demandé à la muqueuse voisine des aliments de réparation et peut-être un abri protecteur. »

Poncet de Cluny, dans les *Archives d'ophtalmologie*, t. I, page 39, 1881, émet la théorie suivante : « La théorie de l'ulcère primitif ou de l'herpès ulcère, est absolument nécessaire pour le début de l'affection. Le processus est bien celui admis par Arlt et Horner, qui a remarqué avec raison combien le pinguecula favorisait la formation d'un cul de sac ulcéré ; mais il faut ajouter maintenant à cette cause première, l'inclusion de vibrions parasitaires à la surface de ce cul de sac ulcéré, et sous le pli conjonctival cicatriciel. »

Enfin, en terminant l'étiologie du ptérygion, je citerai l'opinion de Winther qui soutient que le ptérygion résulterait d'une hyperémie veineuse consécutive à une thrombose, un rétrécissement ou une oblitération des veines ciliaires. Cet auteur affirme avoir produit cette production pathologique en faisant la ligature des veines ciliaires au niveau de l'insertion des muscles droits. Mais Hippel et Storogeff ayant entrepris de nouvelles recherches dans le même sens n'ont obtenu que des résultats négatifs (V. Abadie. *Traité des maladies des yeux*, t. I, p. 162, Paris 1876).

Que faut-il conclure de toutes ces théories et de la science actuelle ? C'est que le ptérygion reconnaît deux grandes causes : la forte chaleur et les corps étrangers. Les statistiques prouvent en effet que le ptérygion est de beaucoup plus fréquent dans les pays chauds tels que le Mexique où cette affection est très répandue, et qu'on l'observe également chez les individus qui se trouvent dans des endroits secs et poussiéreux.

DIAGNOSTIC

Il semble qu'après avoir lu la description du ptérygion on ne puisse commettre d'erreur. Lorsque en effet on se figure cette affection caractérisée par une forme triangulaire à base large etc.., il semble, dis-je, qu'on ne puisse la confondre avec d'autres maladies des yeux. Cependant il est des cas où l'erreur a été commise, aussi vais-je parler des affections avec lesquelles on peut la confondre.

Quelles sont-elles? Nous trouvons le symblépharon, le pannus, le pinguécula et enfin l'épithélioma de la conjonctive.

Aussi rares l'un que l'autre chez les enfants nouveau-nés, le symblépharon et le ptérygion ne se rencontrent guère que chez l'adulte. Mais tandis que le premier est toujours la conséquence d'un traumatisme (plaie, brûlure) ou d'un état inflammatoire prolongé ayant pendant longtemps et profondément modifié la conjonctive, dans une étendue plus ou moins considérable, il est vrai, mais toujours très-appréciable, comme les ophtalmies chroniques avec ulcération les kératites, conjonctivites catarrhale et scrofuleuse surtout dont le caractère est d'être persistantes, les ulcérations de toute nature, de la cornée ; le second se développe le plus souvent à l'insu du malade qui ne s'en plaint que lorsqu'il a gagné sur la cornée de manière à gêner les fonctions de l'organe atteint. Les muqueuses n'adhèrent entre elles qu'autant que leurs surfaces cessent d'être intactes et qu'elles sont condamnées à un repos complet plus ou moins long. Aussi les cautérisations trop profondes et mal conduites sur la conjonctive palpébrale atteinte de granulation ont-elles souvent donné naissance à des symblépharons ; il en est de même des injections de nitrate d'argent dans les ophtalmies gonorrhéïques.

C'est dire assez que les antécédents de la maladie suffiront pour en faire reconnaître la nature, car l'état inflammatoire de l'œil, lorsqu'il a donné lieu parfois à la formation de l'onglet n'a jamais présenté ce degré de gravité, ni nécessité un traitement aussi énergique.

Quoi qu'il en soit, le symblépharon est dû à un tissu cicatriciel plus ou moins court, plus ou moins inextensible, de couleur blanchâtre, qui attache le bulbe de l'œil à la paupière. C'est une bride qui simule le plus le ptérygion lorsqu'elle adhère au sillon oculo-palpébral, sa forme alors est celle d'un triangle dont la base tient à la paupière et dont le sommet, plus ou moins effilé, s'attache au globe de l'œil.

L'onglet au contraire se présente sous l'aspect d'une membrane plus ou moins épaisse, plus ou moins riche en vaisseaux situés sur la conjonctive bulbaire mais n'ayant aucun rapport avec la muqueuse palpébrale. Son sommet seul a une apparence blanchâtre et peut être confondu avec un tissu de cicatrice.

Nous ajouterons que dans le symblépharon on peut passer un stylet derrière le pli que forme la muqueuse épaissie, cela n'est jamais possible dans le ptérygion.

Si on prête un peu d'attention à l'examen d'un œil affecté de ptérygion, il sera facile de le diagnostiquer d'un pannus. Le ptérygion est une hypertrophie particulière de la conjonctive qui n'a avec la cornée que des rapports d'adhérence, le pannus est une opacité de cette dernière membrane et fait corps avec elle. Cette différence dans le siège explique pourquoi il est si aisé d'isoler le ptérygion de la sclérotique et de la cornée lorsqu'on le saisit avec une pince ; tandis qu'il est impossible de soulever les productions nouvelles qui constituent le pannus.

Si ces deux affections ont pu quelquefois être confondues, cela tient uniquement à la présence de vaisseaux que l'on constate dans l'un et l'autre cas et qui au premier abord donnent à ces deux affections un aspect assez semblable.

Le point de départ de ces deux affections diffère également, ainsi le ptérygion se développe toujours dans le grand angle de l'œil et les vaisseaux qu'il renferme affectent comme lui la forme triangulaire. Le pannus débute le plus souvent par la partie supérieure de la cornée et de là envahit quelquefois peu à peu l'étendue de cette membrane sans jamais empiéter sur la conjonctive. Il est constitué anatomiquement par des épanchements, des organisations consécutives de matières plastiques, et par quelques filets épars ou réunis en faisceau sur une petite étendue de la cornée, ou par un réseau vasculaire tapissant toute la surface cornéale ; les vaisseaux sont assez nombreux, flexueux et irrégulièrement entrelacés vers leur terminaison. La coloration est loin d'être la même. L'aspect de l'onglet varie du rose pâle jusqu'au rouge couleur de chair ; son sommet seul, et dans une très-petite étendue, est blanchâtre ; le pannus dans les intervalles que laissent entre eux les vaisseaux qui entrent dans sa constitution, offre uniformément une coloration jaunâtre ou même plus foncée. On ne rencontre pas enfin le pannus avec une forme aussi bien limitée que celle du ptérygion, ni avec un sommet en forme de lance ; du reste, le tempérament lymphatique du malade et des antécédents de kératites prolongées ou de conjonctivites granuleuses rebelles pourraient, dans certains, cas faire lever le doute sur l'existence d'un pannus.

Le pinguécula « *de pinguiculus*, grassouillet, diminutif de pingui, gras. » est constitué par un petit amas de couleur jaunâtre, d'aspect graisseux, situé sur le diamètre transversal du globe de l'œil, le plus souvent en dedans, à une faible distance de la cornée. Il ne dépasse guère le volume d'une lentille ; il est assez dur, arrondi et brillant à la surface (Robin, *in Nysten*). Il vient sans cause connue, et ne donne lieu à aucune sensation douloureuse ou autre. Considéré comme formé par de la graisse, il ne serait pourtant pas constitué par des cellules adipeuses, mais ne paraîtrait exclusivement contenir que de l'épithélium conjonctival pavimenteux stratifié. Il est isolé, n'es pas rattaché à la conjonctive et n'est pas vasculaire ; auss quand la conjonctive vient à s'enflammer, il ne participe en aucune façon à la maladie. Le ptérygion, au contraire dont les vaisseaux communiquent avec ceux de cette membrane, prend part à toutes ses maladies et en profite pour s'accroître.

Enfin Brower (Dublin, *Quaterly journal of medical science*, february 1851, p. 226) rapporte un exemple de tumeur qui ressemblait à un ptérygion et qui finit par un cancer. Cette tumeur maligne est le siège d'une douleur intense qui lui est particulière. Elle saigne au moindre contact et adhère intimement à la sclérotique dont elle gagne peu à peu les parties profondes. Sa marche est rapide et les vaisseaux qu'elle renferme ne forment pas, dans leur ensemble, une figure triangulaire. Ces caractères, qui s'éloignent sensiblement de ceux que présente le ptérygion, féront penser sans hésitation possible à une tumeur de mauvaise nature.

M. Galezowski, avec le pinguécula et le symblepharon, signale les kystes, les phlyctènes et les ulcères cornéens comme pouvant augmenter les difficultés du diagnostic.

« Les kystes transparents, dit-il, situés sur le bord de la cornée provoquent, eux aussi, un développement des vaisseaux qui partent de la caroncule ; mais il n'y a pas là comme dans le ptérygion de pli conjonctival ni de rebords saillants.

« Les phlyctènes et les ulcères cornéens, lorsque leur cicatrisation tarde longtemps, peuvent faire croire à l'existence d'un ptérygion. L'absence du pli sur la conjonctive permettra d'éviter une erreur. »

MARCHE

La marche de cette lésion est lente, toutefois sous l'influence d'une légère irritation, d'un traumatisme, d'une
brûlure de la conjonctive, le ptérigion peut prendre un développement rapide, et de membraneux, devenir rapidement vasculaire et charnu. En outre, son extrémité ou tête
tend de plus en plus à s'avancer vers le centre de la cornée, et deux ptérygions développés ensemble peuvent finir
par se rencontrer (Arlt).

C'est bien en effet comme Arlt a décrit la marche du ptérygion que ces phénomènes se passent. Au début les malades ne ressentent ni gène, ni perturbation dans la vision,
si bien qu'il peut rester plusieurs mois sans que ces derniers, pauvres ouvriers pour la plupart, peu soigneux de
leurs personnes, s'en aperçoivent. C'est très-fréqaemment
par hasard, sur l'indication d'autrui, à l'occasion d'un
corps étranger reçu dans l'œil malade que leur attention
est éveillée. On voit alors un épaississement d'une couleur
pâle, terne, comme flétrie, située entre le bord cornéen et
la membrane semi-lunaire : c'est le ptérygion ténu ou membraneux.

Il persiste sous cet aspect, avec une tendance très peu
marquée à s'étendre sur la cornée qu'il n'envahit qu'au
bout d'un temps quelquefois très-long, à moins qu'il ne
survienne une inflammation. Dans ce cas, qu'elle soit le fait
du ptérygion, ou, comme il arrive souvent, une simple

coïncidence, on voit ce dernier devenir rouge, enflammé, et de stationnaire qu'il était, prendre un développement rapide. Il s'avance alors sur la cornée, et si l'état inflammatoire persiste, il ne tarde pas à atteindre le champ pupillaire qu'il peut recouvrir jusqu'à son centre.

Arrivé à l'état charnu, le ptérygion tendra sans cesse à progresser. Le malade compare son affection à un corps étranger qui serait venu se glisser entre ses paupières. En même temps s'observe la rougeur diffuse de l'œil et la secrétion muco-purulente qui accompagne tout état inflammatoire de cet organe. Si on combat cet état inflammatoire, avec avantage, le ptérygion redevient stationnaire, presque membraneux, mais il conserve son développement, une coloration un peu plus vive que celle qu'il avait avant de s'enflammer, et une tendance plus grande à s'étendre sur la cornée.

Mais ce n'est pas tout. Nous venons de voir qu'une inflammation de la conjonctive, d'origine quelconque, favorise le développement de l'onglet ; celui-ci à son tour pouvant s'enflammer spontanément détermine précisément par sa présence l'inflammation de la conjonctive. Le malade se trouve ainsi placé dans un cercle vicieux dont le résultat final sera l'envahissement de la cornée (Desmarres, *Leçons de clinique oculaire*, p. 296). D'ailleurs voici une observation que M. Desmarres cite p. 164.

« Un homme portant depuis une année environ un ptérygion membraneux qui n'avait, pendant tout ce temps, fait aucun progrès, reçoit sur la paupière une goutte d'acide nitrique qui brûle profondément cet organe et produit un trichiasis léger avec un coloboma. A partir de ce moment, le ptérygion prend une activité nouvelle, il arrive maintenant sur la cornée et il ne tardera pas, très probablement, à forcer le malade à subir l'opération du trichiasis devant laquelle il recule. Chaque fois que les cils déviés sont un peu longs, le ptérygion s'enflamme et présente tous les caractères d'un ptérygion sarcomateux, le malade accuse alors une certaine sensation de gêne qui pourrait être aussi bien attribuée aux cils qui frottent le globe qu'au développement des vaisseaux, et après l'extraction de ces poils il ne reste plus que quelques vascularités. »

S'il est vrai que le ptérygion augmente de volume à la suite d'un état inflammatoire, il n'est pas moins certain que des ptérygions qui sont restés stationnaires pendant longtemps, se sont vascularisés et développés rapidement jusqu'à s'avancer assez loin sur la cornée, sous l'influence de causes qui nous échappent et en dehors de toute inflammation.

PRONOSTIC

Le pronostic du ptérygion varie selon que l'affection a de la tendance à rester stationnaire ou selon qu'elle envahit la cornée. Le volume et le nombre ne sont pas non plus indifférents à ce point de vue. C'est précisément pour n'avoir pas tenu compte de ces différences que presque tous les auteurs ont conclu indifféremment à une maladie fort peu dangereuse alors que, selon nous, il faut se montrer plus réservé, et vu ses récidives ne pas trop se hâter d'augurer bien d'une affection en apparence bénigne.

« Si le ptérygion, comme le dit très bien M. Galezowski, a envahi le centre de la cornée on est alors souvent obligé de faire une pupille artificielle » ; ce qui nécessite une seconde opération, encore bien heureux le praticien qui n'a pas deux onglets se réunissant sur la même pupille.

Enfin, ajoutons avec Desmarres (1) que « plusieurs fois, après des opérations même bien faites, des brides cicatricielles très-fortes, organisées à la place de l'onglet, ont produit un empêchement sérieux au libre exercice des muscles de l'œil, et une diplopie fort gênante. »

C'est donc en vue de remédier à ces inconvénients que les chirurgiens se sont efforcés de trouver des moyens opératoires pour guérir le ptérygion. Ont-ils réussi ? C'est ce que nous allons étudier.

1. *Traité des maladies des yeux* 2ᵉ éd. t. II p. 165, Paris, 1865.

TRAITEMENT.

Quels que soient les éléments qui constituent le ptérygion, quelle que soit la cause qui le produit, il n'en est pas moins vrai que le ptérygion n'est pas une affection bien rare. Aussi sans vouloir mettre en doute combien on pourrait traiter cette maladie bien plus avantageusement si son anatomie pathologique était connue, et si son étiologie était certaine, je crois qu'il est de notre devoir, tout en tenant compte de l'état de la science, d'améliorer le plus possible les procédés opératoires employés à son égard. Bon nombre déjà ont été mis en pratique et je ne sache pas qu'aucun d'eux ait chaque fois infailliblement amené un heureux résultat.

Le procédé que je vais exposer appartient à M. le Dr Galezowski qui a bien voulu m'autoriser à l'observer et à le publier.

Mais avant d'entrer en matière, je crois qu'il ne serait pas sans intérêt de rapprocher rapidement tous les moyens de traitement mis en usage contre le ptérygion, afin de mieux les comparer.

Selon les moyens que l'on emploie pour combattre la maladie, le traitement est médical ou chirurgical. On pourrait, à la rigueur, admettre un traitement mixte, car, bien des fois après une opération que l'on croyait radicale, la guérison n'a pu être complète et définitive qu'après l'usage des moyens employés habituellement dans le traitement dit médical.

TRAITEMENT MÉDICAL

La plupart des praticiens qui ont eu recours à l'emploi de ce traitement ont soin de faire remarquer qu'il ne peut être efficace que dans les cas où le ptérygion est encore peu étendu et n'a pas encore envahi la cornée.

De tous ces auteurs les plus récents, O. Beker d'abord et plus tard Mannhard, dans ses *Archives für ophtalmologie*, 1868, vol. XIV, troisième partie, adoptant la théorie de Arlt et considérant le ptérygion comme ayant eu pour point de départ un ulcère cornéen préconisaient les instillations d'atropine comme pouvant être, au début, très efficaces pour la cicatrisation de l'ulcère et par conséquent l'arrêt du développement de la tumeur.

Decondé (1) aurait obtenu par la seule application de l'acétate de plomb en poudre fine sur la muqueuse hypertrophiée 12 cas de guérison ; mais ces résultats sont trop beaux et très probablement il ne s'agissait là que de faux ptérygions résultant de quelque ophtalmie chronique. Foucher (*Moniteur des sciences médicales* 1860, p. 757), moins heureux, loin de guérir son malade par ce traitement obtint un ptérygion épaissi, enflammé et recouvert d'un léger dépôt blanchâtre d'acétate de plomb. Ch. Duval, outre cette vive inflammation, vit sur le ptérygion de son malade, des incrustations saturnines qui restèrent fixées.

Lorsque l'onglet est récent, dit Celse, il n'est pas diffi-

1. Decondé. *Archives belges, médecine militaire*, t. XV, p. 145.

cile de le résoudre au moyen de médicaments propres à atténuer les cicatrices de l'œil (*De re medicâ*)..., comme est le vinaigre blanc et le vin blanc mêlés ensemble, l'eau d'euphraise avec du sucre, l'eau de fenouil, avec du nitre ou du sel fondu (Fabrice d'Aquapendente, *œuvres chirurgicales*, Lyon 1729, page 555), mais c'est principalement par les collyres résolutifs, des astringents et même des caustiques qu'on a essayé de l'enrayer dans sa marche ou de le faire disparaître; citons ici la poudre d'alun, l'injection dans son épaisseur, au moyen de la seringue de Pravaz, d'une goutte de solution de perchlorure de fer, le sulfate de zinc, le nitrate d'argent en solution, le laudanum, l'acétate de plomb. M. le D' Lamotte, de Haïti, me disait dernièrement que, dans son pays où les ptérygions sont très fréquents, les malades affectés de l'onglet se traitaient au moyen de collyre soit au sulfate de zinc, soit à l'acétate de plomb auxquels ils ajoutaient du sel marin. Ils obtiennent, ajoutait-il, un très bon résultat. Il n'est qu'une chose à regretter c'est qu'en France nous ne puissions obtenir d'aussi beaux resultats.

Nous avons vu quels étaient les inconvénients de l'acétat de plomb; quant au nitrate d'argent Mackensie, un de ses grands partisans, s'en servait non-seulement au début, mais encore quand l'affection était presque à l'état de ce que l'on appelle ptérygion crassum. Mais l'auteur anglais a soin d'ajouter immédiatement après : « Il en a surtout été ainsi quand le ptérygion a été accompagné de conjonctivite catarrhale. »

C'est en effet dans ces conditions (dit Larroque p. 40 *loco citato*) lorsque la muqueuse hypertrophiée présente un état congestif de ses vaisseaux, ou lorsqu'elle est affectée d'inflammation catarrhale que le nitrate d'argent peut s'opposer au développement de l'onglet en combattant l'état inflammatoire de l'œil, sans avoir, du reste, une action bien marquée sur la régression de la tumeur.

Aujourd'hui tout le monde a abandonné ce genre de traitement, car, la plupart de ces médicaments y compris l'atropine employée pendant longtemps d'une façon continue, amenaient surtout une irritation des conjonctives, et partant, loin de contribuer à l'arrêt du ptérygion, ne faisaient que précipiter son développement.

Néanmoins le chirurgien est obligé, dans certains cas, d'avoir recours à ces moyens médicamenteux, car quel est le malade qui se décidera à subir une opération, si simple qu'elle soit, tant qu'il conservera l'espérance que l'usage d'un collyre ou d'une pommade le conduira par un chemin plus long peut-être, mais au prix de souffrances moins vives, au même but, la guérison.

TRAITEMENT CHIRURGICAL.

Lorsque le ptérygion est stationnaire et lorsqu'il n'empiète pas trop sur la cornée, l'intervention chirurgicale n'est pas indiquée. Dans le cas contraire de nombreuses opérations ont été proposées, dans le but d'éviter une récidive trop fréquente.

Scarification. — La première en date, et que je ne ferai que mentionner, car elle a été complètement abandonnée, est celle des scarifications.

On scarifiait le ptérygion, soit avec un bistouri, soit avec une lancette et on croyait qu'après avoir ainsi sectionné les vaisseaux et avoir interrompu le cours du sang, on ne tarderait pas à amener l'atrophie du ptérygion. Erreur profonde, les vaisseaux ne tardaient pas à recouvrer leur perméabilité, et, loin de disparaître en s'atrophiant, l'onglet avait reçu un coup de fouet qui hâtait son développement.

Ligature. — On se servit ensuite des ligatures. Les anciens en appliquaient une seule à la base, accompagnée ou non d'excision partielle et successive. Plus tard. Szokalski modifia le procédé et en appliqua trois, une au sommet, une à la base, une troisième au centre, qu'il laissait en place pendant quelques jours; puis il détachait complètement la tumeur avec des ciseaux. La perte considérable de substance qu'il faisait subir à la muqueuse a fait abandonner ce procédé. On fit aussi l'excision totale du ptérygion, sans avoir préalablement appliqué de ligature.

Excision. — Ce procédé, dont la paternité semble remonter à Celse, fut adopté avec plus ou moins de modifications par tous les chirurgiens. En effet, tandis que les uns excisaient le ptérygion tout entier, les autres voulaient n'en exciser qu'une moitié : ici la partie cornéenne, là toute la partie basique. Les uns commençaient l'excision par le sommet (Scarpa, Bell. Cooper, Jager), les autres par la base (Beer, Riberi, Carro du Villards).

Enfin Mackensie l'a commencé par la partie moyenne. Jobert de Lamballe employait un autre procédé qui semble avoir été inauguré par Petit, de Lyon, et qui a été préconisé par Riberi et surtout par Castorini de Naples. Je ne fais que le signaler, me réservant d'y revenir un peu plus loin au sujet d'un procédé que M. Martin, de Bordeaux, exposait dans un numéro des *Annales d'oculistique*, mars 1882.

Tous ces procédés, scarification, ligature, excision totale ou partielle, ne donnaient que bien peu de succès, et si, parfois, ils étaient suivis d'heureux résultats, ils n'étaient que de bien peu de durée. Généralement, la tumeur récidivait, heureux encore quand il ne s'était point formé des brides cicatricielles entre le globe et les paupières, brides qui non-seulement gênaient le mouvement des bulbes, mais encore amenaient parfois du strabisme, et par conséquent la diplopie.

Procédé dit par déviation. — C'est pour éviter ces récidives et ces accidents que Desmarres père imagina le *procédé dit de déviation*, procédé dans lequel la conjonctive est rigoureusement respectée. On ne fait aucune excision et, comme son nom l'indique on se contente de déplacer le lambeau de muqueuse malade, chose d'une exécution toujours facile à cause de la grande laxité du tissu cellulaire sous-muqueux qui en permet le glissement sur la sclérotique. Il consiste à disséquer l'onglet dans toute sa largeur et à le fixer ensuite par des points de suture dans une plaie faite à| la conjonctive. A. Desmarres a exposé son procédé dans ses leçons cliniques page 300.

Il compte quatre temps dans cette opération.

Dans un premier temps on écarte les paupières au moyen d'élévateurs.

Dans un deuxième temps on fixe le ptérygion au moyen de pinces.

Dans un troisième temps on dissèque la portion de la tumeur placée sur la cornée en intéressant les tissus sous-jacents.

Enfin, dans un quatrième et dernier temps, on traverse avec une aiguille armée d'un fil le sommet de l'onglet, après quoi la pince à fixer devient inutile ; on fait ensuite passer l'aiguille un peu au-dessus du sommet de la plaie pratiquée dans la conjonctive au-dessous de la cornée, et on fixe le ptérygion dans sa nouvelle position en l'attachant solidement par un double nœud.

Cette méthode, qui est bonne, ne met pourtant pas à l'abri des récidives. Car, après avoir disséqué le ptérygion, et l'avoir changé de place, on laisse la place qu'il occupait en premier lieu saignante, formant une large plaie, qui, en cicatrisant, attire de nouveau vers elle le ptérygion.

Procédé de Knapp. — D'autres auteurs, Knapp, par exemple (1), croyant trouver le défaut de cette méthode, se mirent à disséquer la conjonctive avoisinante, après avoir fait l'opération suivant Desmarres, et à la faire glisser et à la réunir par deux points de suture de manière à recouvrir la place où se trouvait le ptérygion. Ce moyen n'a pas empêché la récidive. C'est le procédé Knapp.

Procédé de Arlt. — Arlt conseille d'enlever le ptéry-gion en faisant une plaie losangique qui ne saurait avoir les inconvénients d'une extirpation complète. Pour cela il fait, en partant des bords supérieurs et inférieurs, sur la base de l'onglet, deux incisions qui se rencontrent en formant vers la circonférence de l'œil un V ou la seconde moitié

1. Knapp. *Achiv. für ophtalmologie*, 1868, t. XIV, 1re part., p. 267.

d'un losange, dont la première serait constituée par la pointe de l'onglet. Il enlève ensuite cette partie circonscrite en la disséquant à l'aide d'un bistouri, ou mieux en la coupant avec de petits ciseaux droits. Ce procédé, on le voit, n'est qu'une excision partielle un peu particulière et dont le résultat n'est pas meilleur.

Procédé de Payenstecher. — Cet auteur détache le ptérygion de la pointe à sa base, le renverse à la périphérie et le laisse libre de toute adhérence. Ainsi isolée des parties voisines, maintenue seulement par la base, la tumeur s'atrophie très vite, surtout si avec Meyer (*Traité des maladies des yeux*, 1880, p. 97) on passe une ligature serrée autour de la base. Pour combler la plaie qu'il vient de faire, l'opérateur dissèque de chaque côté la muqueuse qui touchait au ptérygion pour la faire glisser avec plus de facilité et pour bien réunir les bords de la plaie en y plaçant une ou deux sutures. Ce procédé est adopté par de Wecker, qui lui a donné le nom de procédé par refoulement (Wecker, *Thérap. ocul.*, 1870, p. 133-136). Il conseille en outre d'appliquer la suture près de la caroncule afin de ne pas opérer sur la conjonctive déplacée une traction trop forte. C'est un procédé par transplantation et autoplastie.

Nous voyons donc que ce procédé comme celui de Knapp ne diffère de celui de Desmarres que par la réunion des bords de la conjonctive. C'est donc une combinaison de la déviation avec autoplastie par glissement.

Procédé de Tavignot (1). — Tavignot opère de la manière suivante : après l'excision complète du ptérygion on fait une autoplastie par glissement sur la sclérotique d'une

1. *Journal des Connaissances médicales*, 1er novembre 1873.

portion de la conjonctive qui sépare les muscles droits de l'œil.

1° *Temps*. — Il saisit le ptérygion par son sommet au moyen de pinces à griffes nombreuses s'emboîtant les unes dans les autres.

2° *Temps*. — Il soulève avec une seconde paire de pinces la base de l'onglet,

3° *Temps*. — Il place à l'aide d'aiguilles introduites vers la base du pli qu'on vient de former trois fils très-fins avec lesquels il fera la suture.

4° *Temps*. — Il excise avec les ciseaux courbes toute la portion de l'onglet située au-dessus des fils.

5° *Temps*. — Il ramène les bords de la plaie en contact, en faisant des ligatures au moyen des fils ; ceux-ci tombent d'eux-mêmes vers le quatrième jour.

Cette méthode est adoptée par M. le professeur Panas. Un de ses élèves, Roudouly, dans sa thèse inaugurale rapporte l'observation de trois cas opérés par son maître, et il ajoute que sur les trois, il y eut une récidive.

Procédé du Dr Maurel (1). — « 1° Le malade est placé dans le décubitus dorsal. Les paupières sont écartées avec le releveur et l'abaisseur de Desmarres. Le globe de l'œil, d'abord porté par le malade en sens inverse du point où on opère est maintenu dans cette situation à l'aide d'un fixateur confié à un aide.

« 2° Le ptérygion saisi au niveau de la cornée par une pince à fixer est détaché de cette membrane à l'aide d'un couteau coudé. Cette partie étant séparée, une branche de ciseaux est glissée sous le ptérygion, successivement le

1. Maurel, *Bulletin de thérap.*, octobre 1879.

long de ses bords inférieur et supérieur, qui sont ainsi incisés d'une manière très nette et sans tiraillement. Puis ces adhérences scléroticales sont détruites jusqu'à sa base. Si celle-ci est très large, il ne faut pas craindre de restreindre la ligne d'implantation, en donnant aux deux incisions supérieure et inférieure une direction courbe, au lieu de les faire droites. La diminution de la longueur de la ligne d'implantation donne une grande facilité pour la mobilisation.

« 3° Le ptérygion étant disséqué et rabattu sur la ligne d'implantation, on fait, paralellcement à l'incision inférieur et à 4 millimètres d'elle une seconde incision intéressant la conjonctive, et avec un bistouri ou un stylet boutonné on détache la partie de cette bande de la conjonctive de manière à la convertir en un pont s'étendant de la circonférence de la cornée au cul de sac conjonctival.

4° Engageant ensuite sous ce pont conjonctival une pince courbe, on va saisir le sommet du ptérygion et on le ramène en étalant au-dessous et en l'abaissant autant que possible vers la partie déclive.

5° Pendant qu'une main exécute cette petite manœuvre, les aides enlèvent les écarteurs ainsi que le fixateur et l'index de l'autre main ramène doucement la paupière inférieure, maintient, grâce à cette pression, le ptérygion en place, jusqu'à ce qu'un pansement occulsif des deux yeux soit venu assujettir le tout d'une manière définitive.

Lorsque le ptérygion est charnu, et que le rabattement présente des difficultés, on peut diviser le ptérygion en deux avant sa dissection et rabattre l'une de ses moitiés en haut et l'autre en bas. Dans ce cas, il est bien entendu que l'on doit faire pour chacune de ces moitiés un pont sous-conjonctival.

Ce qui caractérise ce procédé, c'est la suppression des points de suture et l'utilisation d'une bande ou pont conjonctival comme moyen contentif. M. le Docteur Carassan, dans sa thèse *sur le ptérygion* 1880, cite sept observations où il a obtenu chaque fois un succès complet,

M. Martin George, de Bordeaux, dans les *Annales d'oculistique*, mai 1882, propose de joindre à l'excision suivie de la suture des conjonctives, la cautérisation ignée. Seulement, persuadé que le point de départ de la tumeur est l'ulcère cornéen, il se borne à passer son cautère sur la cornée correspondante à la pointe du ptérygion. Le principe de cette méthode n'est point nouveau. On l'employait autrefois mais avec cette différence que la cautérisation était appliquée non seulement à la partie cornéenne, mais encore à toute la plaie formée par l'excision du ptérygion. C'est ainsi que Jobert de Lamballe l'employait à l'Hôtel-Dieu. Voici un article de la Revue thérapeutique médico-chirurgicale, 1860, qui en donne la preuve : « Une fois le ptérygion soulevé, Jobert de Lamballe fait passer au-dessous une anse de fil qu'il lie et à l'aide de laquelle il devient tout à fait maître du réseau vasculaire ; il introduit alors la lame du bistouri et décolle le ptérygion, en détachant avec ménagement le sommet dans toute son étendue ; puis, en retournant le tranchant du bistouri et disséquant la base du ptérygion, il ne faut pas craindre d'aller jusqu'à la cornée lorsquelle est obscurcie. Après l'extirpation totale, il faut cautériser la surface saignante, ou tout au moins la modifier profondément à l'aide de collyres. » Je ne sais quels

seront les avantages de la cautérisation limitée à la cornée;
car, si irrationnelle que puisse paraître une méthode, je
crois qu'on ne doit jamais la rejeter au premier abord et
la condamner sans faits probants à l'appui. Quant à la
cautérisation générale de toute la plaie, elle a été formelle-
ment condamnée à cause des eschares profondes qu'elle
entraînait et des brides cicatricielles qu'elle produisait.

Procédé par enroulement. — M. Galezowski à qui appartient ce procédé a pour principe d'abord de ne jamais
toucher aux ptérygions à base étroite ayant peu d'étendue.
Il n'intervient que lorsque la tumeur a envahi la cornée.
Alors il saisit avec une pince le sommet du ptérygion, le
sépare très minutieusement de ses adhérences cornéennes,
puis achève de le disséquer jusqu'à sa base. Il ne sort guère
de la limite de la tumeur c'est-à-dire n'intéresse point les
parties voisines de la conjonctive. Quand le ptérygion est
bien libre dans toute sa longueur, il prend un fil dont les
deux chefs sont armés de deux aiguilles courbes, et traverse le sommet avec les deux aiguilles de manière à le
tenir pris dans une petite anse. Puis retournant successivement les deux aiguilles en dedans, il vient les faire res-
sortir tout à fait à la base de la tumeur, l'une près du bord
supérieur, l'autre près du bord inférieur. Il prend ensuite
les deux chefs et les réunit fortement par un nœud. En
serrant ainsi, la tête de l'onglet s'enroule en dedans et
vient s'appliquer près de la base, qui, elle, est étranglée
par le nœud.

Dans sa note en 1870 M. Galezowski avait appelé cela
enclaver le ptérygion. La dénomination était fausse ; et,
l'ayant reconnu depuis, il lui a changé son nom. Il l'ap-

pelle aujourd'hui, et à plus juste titre, procédé par enroulement. Cette ligature ainsi posée, il abandonne à lui-même le ptérygion, qui s'atrophie. Il laisse tomber d'elle-même la ligature et ne touche point à la plaie.

Donc trois temps dans l'opération.

    1° Dissection.
    2° Enroulement.
    3° Ligature.

Cela fait M. Galezowski se contente de faire plusieurs fois par jour des lotions avec une solution d'acide phénique de sorte qui si la théorie de Poncet est vraie, s'il existe des microbes ils sont forcés de rendre gorge sous l'action de l'acide phénique.

    Acide phénique. . . . .   1 gr.
    Eau distillée . . . .   100 gr.

Il instille aussi pour diminuer la congestion quelques gouttes d'atropine pendant les premiers jours.

    Sulfate neutre d'atropine. . . . . . .   0,01 centig.
    Eau distillée . . . .   10 gr.

Pour diminuer l'irritation produite par le frottement des paupières contre la plaie il fait mettre trois fois par jour dans l'œil un peu de pommade de vaseline et d'huile de cade.

    Vaseline. . . . .   10 gr.
    Huile de cade . . . .   2 gr.

L'huile de cade est considérée avec raison comme antiseptique. De la sorte, la vaseline favorise le glissement et l'huile de cade vient renforcer l'action de l'acide phénique. On peut également employer les pommades suivantes :

Pommade avec { Acide borique. . . 0,50 centigr.
                Vaseline . . . . . 10 gr.

Ou bien :

Pommade avec { Iodoforme. . . . . 0,50 centigr.
                Vaseline . . . . . 10 gr.

Quant à la plaie que devient-elle ? Elle bourgeonne et se cicatrise. Si les bourgeons charnus deviennent trop proéminents, on les touche légèrement avec un crayon de nitrate d'argent, on instille tous les matins une goutte du collyre suivant :

Sulfate de zinc. . . . . 0,25 centigr.
Eau distillée. . . . . 10 gr.

Ou bien s'il y a nécessité on excise d'un coup de ciseau.

Telle est la méthode que M. le Dr Galezowski emploie. Bon nombre de cas ont déjà été opérés par ce procédé sans être suivis de récidive. Comment s'expliquent ces succès ? Ils sont dus, je crois, à ce que la plaie, se limitant strictement aux dimensions de l'onglet, n'est pas trop étendue et ne donne pas lieu à des cicatrices avec la paupière. Il se fait là du tissu cicatriciel, fibreux, très peu élastique, qui se rétracte et forme un noyau induré ; par suite il devient fort peu apte à la reproduction du ptérygion, puisqu'il ne se distend pas et qu'il se vascularise peu. Quant au ptérygion lui-même, disséqué et lié jusque dans ses extrêmes limites, il s'atrophie peu à peu et disparaît.

OBSERVATIONS

OBSERVATION I

Ptérygion interne de l'œil gauche opéré sans succès par déviation. — Guérison par la méthode d'enroulement.

P....., 31 ans, garde républicain, a eu, il y a une dizaine d'années, une conjonctivite très intense de l'œil gauche. Mal soignée, elle passa à l'état chronique, et l'œil depuis cette époque resta toujours injecté, se fatiguant très facilement. Cette irritation devint plus intense et presque continue pendant l'hiver de 1879. Au mois de décembre de la même année, P... s'aperçut que l'angle interne de cet œil était la partie la plus enflammée, et que là se trouvait le siège d'une saillie rougeâtre s'avançant en pointe vers le bord cornéen. Cette saillie, loin de diminuer, ne faisait que s'accroître et l'irritation augmentait en même temps. Bientôt la pointe envahit la cornée, gagna les parties centrales, et la vision commença à se troubler. P... entre à l'hôpital du Val-de-Grâce le 4 février 1880. On porte le diagnostic du ptérygion, et on opère en le déplaçant dans la partie inférieure de la conjonctive. L'opération n'eut pas un grand succès. En effet, vers la fin de mars, le ptérygion se reproduisait ramenant avec lui la conjonctivite et tous ses symptômes. P..., vient en juin à la consultation de la rue Dauphine. Le ptérygion est très vasculaire, à base large, il a envahi la cornée et sa pointe arrive presque jusqu'au bord pupillaire interne. On propose l'opération que le malade accepte. Devant l'insuccès du premier procédé, et le ptérygion étant très large, on hésite entre le déplacement en haut et en bas après sectionnement par moitié de la tumeur (procédé de Desmarres fils) et l'enroulement.

C'est cette dernière méthode que l'on choisit. Il s'ensuit une conjonctivite intense. La plaie étant très large, les bourgeons deviennent bientôt très saillants malgré les cautérisations au nitrate d'argent. Le dixième jour il y a une excroissance de chair proéminente qu'on est obligé d'exciser d'un coup de ciseau. Quatre jours après on est obligé de répéter la même manœuvre. Enfin on vient à bout de l'inflammation, la plaie se cicatrise, et vers la fin de juillet, le malade est complètement guéri.

Sur le bienveillant intermédiaire de M. le docteur Brachet, médecin-major de la garde républicaine, j'ai pu revoir ce malade au mois de juillet 1884, et j'ai pu constater ce qui suit : L'éclairage oblique montre partout la cornée intacte. A la partie interne, si ce n'est au niveau de l'équateur, se trouve, à la périphérie, un segment cicatriciel d'un centimètre environ de hauteur sur trois à quatre millimètres de large, d'où rayonnent vers l'angle interne et vers la partie supérieure et inférieure interne du bulbe oculaire des plis radiés cicatriciels. Ces faisceaux cicatriciels conjonctivaux sont plus accusés à la partie inférieure, où ils constituent une demi-arcade allant du cul-de-sac inférieur au bord interne et médian de la cornée. La caroncule gauche est effacée, aplatie. Les mouvements de l'œil ne sont point limités dans leur étendue. Il y a un peu d'incontinence lacrymale à gauche, qui s'accuse surtout lorsque l'opéré s'expose au vent ou au soleil.

En somme, le ptérygion est bien guéri. Il ne s'est nullement reproduit, et les plis cicatriciels appartenant à la conjonctive, à peine visibles, ne sont manifestes à l'observation que parce qu'ils sont parcourus par quelques vaisseaux.

La cornée, dans toute l'étendue du champ pupillaire, est complètement intacte.

OBSERVATION II

Le 20 mai 1881, Mme Boulet Julie, âgée de 43 ans, habitant Orléans, se présente à la clinique de la rue Dauphine. Bonne santé antérieure.

Il y a deux ans cette malade a eu du côté droit une conjonctivite qui a duré à peine une huitaine de jours. Elle est, d'ailleurs par suite de sa profession toujours exposée à la poussière. Il y a deux mois elle s'est aperçue que sa vue se troublait de plus en plus.

A l'examen on constate à droite un ptérygion triangulaire d'une couleur blanc-rosé ; le sommet du triangle un peu tronqué empiète librement sur la cornée.

Du côté gauche, le ptérygion est un peu plus développé, le sommet du triangle empiète un peu plus sur la cornée.

Opération par enroulement sur l'œil gauche le 24 mai 1881. Le 3 juin la malade est guérie, c'est-à-dire que la plaie est à l'état de cicatrisation.

Le 1er juillet. La malade revient pour se faire opérer l'œil droit. Même mode opératoire, même résultat, Mme Boulet sort de la clinique le 14 juillet parfaitement guérie. Le 1er janvier une lettre de remerciments témoigne la satisfaction que cette malade éprouve d'être débarrassée de ses deux ptérygions.

OBSERVATION III

Mayor Louis, âgé de 28 ans, demeurant à Forges-les-Bains (Seine-et-Oise), a eu il y a une dizaine d'années des conjonctivites répétées à l'œil droit. Bientôt il a vu se former à la partie interne de son œil une peau qui a augmenté peu à peu. Depuis trois mois environ la vue

de cet œil s'est affaiblie. Venu à la clinique de M. Galezowski le
1er mai le ptérygion présente l'aspect suivant. Il est triangulaire, à
base tournée vers l'angle interne de l'œil, le sommet tronqué du triangle s'avance presque jusqu'au centre de la cornée et recouvre en partie
la pupille ; il contient de nombreux vaisseaux.

L'opération par enroulement est pratiquée le 12 mai 1882, le malade revient à la clinique le 1er juillet, le ptérygion est atrophié, la
guérison est complète.

Observation IV

Mademoiselle B..., 30 ans, couturière, rue du Faubourg-Saint-
Honoré, 178, se présente à la consultation dans les derniers jours
du mois de mars 1880. Les yeux sont rouges, larmoyants ; les paupières sont collées tous les matins au réveil, et sur les cils et aux
deux angles de l'œil est accumulée une sécrétion jaunâtre qui forme
des croûtes épaisses, irrite tout le bord libre des paupières et amène
de petites ulcérations dans l'angle externe. La conjonctivite de la partie interne du bulbe est également congestionnée et présente dans la
partie correspondante au muscle droit interne une saillie très vasculaire, ayant une forme triangulaire à base tournée du côté de la
caroncule, et dont le sommet s'avance vers la cornée. Du côté droit
surtout, la cornée est envahie et la pointe de la tumeur est si avancée
que la vision de cet œil en est gênée. La malade nous raconte que
ces grosseurs ont eu une marche progressive. Il y a quatre ans, nous
dit-elle, qu'elles ont apparu. Depuis cette époque, ses yeux se fatiguent facilement surtout à la lumière. Plusieurs fois ils ont été le
siège de conjonctivites qui disparaissaient avec un peu de sulfate de
zinc, mais depuis deux mois, tout traitement a été inutile. En effet,
les deux ptérygions sont très saillants, très vasculaires, et le frottement des paupières doit suffire à entretenir l'inflammation. On dit à
Mlle B..., qu'il n'y a qu'une ressource, l'opération, qu'elle accepte
volontiers. On la pratique le 1er avril 1880 sur les deux yeux. Sur

sa demande on chloroformise la malade. Des deux côtés, on enroule le ptérygion de la façon que nous avons indiquée plus haut. Il n'y a aucun incident à signaler. L'opération terminée, on met entre les paupières un peu de vaseline, on applique ensuite sur l'œil de la charpie imbibée d'une solution phéniquée au cent cinquantième et on met un léger bandage compressif. Le lendemain le globe de l'œil est un peu injecté, le ptérygion est tout ratatiné par la ligature et relégué dans l'angle interne. On fait quatre fois dans la journée des lavages de la plaie avec la solution phéniquée, on met toujours de la vaseline. Instillations de quelques gouttes d'atropine. On continue ainsi jusqu'au cinquième jour. La plaie a bourgeonné, on la touche légèrement avec la nitrate d'argent. On renouvelle trois ou quatre fois ces cautérisations et la malade sort le 12 avril. Elle fait toujours les lotions phéniquées, et elle met matin et soir une goutte de sulfate de zinc au quarantième. Les ptérygions se réduisent de plus en plus. Les ligatures tombent le treizième jour à gauche et le quinzième à droite. Le 25 avril toute la plaie est cicatrisée. Il ne reste qu'une légère conjonctivite pour laquelle on prescrit la pommade à l'oxyde jaune et les cautérisations au sulfate de cuivre. Le 10 mai, la malade est complètement guérie. Nous l'avons revue au mois d'octobre dernier. Elle venait accompagner à la consultation une de ses amies. Ses yeux sont en très bon état. L'œil droit seul présente à la partie interne une petite taie. Il n'y a pas la moindre menace de récidive.

Observation V.

M. B..., rue de la Grise, 18, Vincennes, inscrit au registre de la clinique, sous le numéro 56,077, a un ptérygion interne de l'œil gauche que l'on opère le 27 avril 1883. On emploie le procédé d'enroulement. Tout se passe fort régulièrement. On instille de l'atropine dès le premier jour, on fait souvent des lavages à l'acide phénique et on emploie la vaseline. Le sixième jour, les bourgeons devenant un peu saillants, on les touche avec le nitrate d'argent. On les brûle 3 fois de la même façon. Le malade sort le 7 mai. On prescrit les astringents. Le 20 mai, il cesse de venir à la clinique, il est guéri.

Observation VI

M. L..., docteur en médecine, habitant Haïti et actuellement à Paris, rue Cambon, 37, venait tous les jours à la clinique de M. Galezowski. Il était affecté d'un ptérygion interne de l'œil droit. Vers 7 ou 8 ans le docteur L..., avait souvent des poussées de conjonctivites catarrhales ; depuis lors il n'a plus souffert des yeux et s'est toujours bien porté. Il y a six ans, il a remarqué vers le bord cornéen un petit point muqueux, mais il n'était pas assez gros pour attirer l'attention. Il parut même rester stationnaire pendant toute une année. C'est depuis son retour à Haïti qu'au bout de 4 à 5 mois le ptérygion a pris une marche progressive. Cette marche a été passablement longue, puisque depuis 4 ans l'onglet n'est pas encore charnu. Quoiqu'il ait dépassé le bord cornéen, il n'en souffre pas et n'en a jamais souffert. Ce n'est que dans la crainte d'une poussée inflammatoire qu'il s'est décidé à se faire opérer. Ce ptérygion est classique, il est très-étendu, il a le sommet boursouflé, la base étant large, étendue et mince. En ce moment, il est très-peu injecté. Ce ptérygion a été opéré par M. Galezowski le 5 juillet 1884 d'après la méthode par enroulement.

L'opération faite on applique le pansement ordinaire. Le lendemain, le globe de l'œil est un peu injecté le ptérygion est ratatiné par la ligature et relégué vers l'angle de l'œil. Après des lavages quotidiens à la solution phéniquée et après des instillations d'atropine la plaie au bout de quatre jours a bourgeonné. On la cautérise plusieurs fois avec le nitrate d'argent. Le 20 juillet, le Dʳ L... vient à la clinique de la rue Dauphine, les ligatures sont tombées et la plaie est cicatrisée. La pommade à l'oxyde jaune et les cautérisations au sulfate de cuivre ont bientôt raison d'une légère conjonctivite qui était survenue. J'ai revu le Dr L... vers le milieu du mois d'octobre, il mé dit qu'il était à la veille de partir pour Haïti enchanté de l'opération qu'il avait subie et tout prêt à la pratiquer lui-même dans son pays où le ptérygion est très-fréquent.

Observation VII

Le 10 juin 1884 ; le nommé Limouzy, voiturier, 44 ans, demeurant rue de la Tombe-Issoire, 228, vint à la clinique de M. Galezowski. Cet homme se plaignait de ses deux yeux et principalement de l'œil gauche. Il fut facile de reconnaître un ptérygion interne à chaque œil accompagné de conjonctivite. Le malade souffrait de sa conjonctivite déjà depuis un an et ce n'est que depuis trois mois qu'il avait remarqué à l'angle interne de ses globes oculaires les ptérygions dont il était affecté. Le ptérygion de l'œil gauche, beaucoup plus accentué que celui de l'œil droit, est à base large et à sommet cornéen il n'y point d'ulcère de la cornée.

Le 13 juin, le malade est opéré du ptérygion de l'œil gauche, par M. Galezowski et d'après la méthode préconisée dans cette thèse. Six jours après le malade sort de la clinique complètement guéri. Comme pansement on met un peu de vaseline entre les paupières, on applique ensuite sur l'œil de la charpie imbibée d'une solution phéniquée au cent cinquantième et le tout est recouvert d'un petit bandage compressif. Le lendemain on fait des lavages avec la solution phéniquée tout en continuant à mettre de la vaseline. On fait des instillations avec quelques gouttes d'ésérine, puis la plaie ayant bourgeonné on emploie le nitrate d'argent et des gouttes au sulfate de zinc 0,25 centig pour 10 gr. d'eau distillée, une goutte tous les matins. Le 30 juin

le malade est revenu à la clinique montrer le résultat de l'opération.
On ne voit plus qu'une petite masse charnue interne en train de
s'atrophier. Le malade a l'intention de se faire opérer dans quelques
jours du ptérygion de l'œil droit, ce qui prouve qu'il est satisfait de
sa précédente opération.

Observation VIII

Marie Poncet, 27 ans, demeurant à Levallois-Perret et originaire de
la Province de Buenos-Ayres où elle reste jusqu'à l'âge de 25 ans,
vient à la Clinique le 11 juillet 1884. On constate l'existence d'un ptérygion membraneux à l'angle interne de l'œil gauche. De gros vaisseaux
traversent la tumeur de la base au sommet. La couleur jaunâtre et la
netteté de ses bords ne font que confirmer le diagnostic. Le sommet
de ce ptérygion empiète sur la cornée.

Cette malade n'a jamais souffert des yeux, ce n'est que depuis un
an qu'elle s'est aperçue de la présence de cette anomalie.

M. Galezowski opère ce ptérygion par la méthode d'enroulement le
20 juillet. Le pansememt ordinaire est appliqué, on cautérise les
bourgeons charnus. La malade guérit.

Nous avons revu la malade à la clinique le 3 février
1885 ; elle venait conduire une de ses amies atteinte de
symblépharon et nous avons pu constater qu'il n'y avait
plus trace de ptérygion.

Observation IX

M. Jacques W..., âgé de 47 ans, demeurant à Clichy-la-Garenne, se présente à la consultation le 20 avril 1884 pour un ptérygion qu'il porte à l'angle interne de l'œil gauche.

Le malade, qui est d'une constitution robuste, n'accuse aucun antécédent de scrofule. Il est souvent atteint de conjonctivites légères. Il ne peut fixer une époque précise au début de cette petite tumeur dont le développement suivant sa remarque devient surtout sensible pendant qu'il est en possession de conjonctivite. Il se présente aujourd'hui à la clinique avec un ptérygion dont la forme est pour ainsi dire trapézoïdale, la base occupe la moitié de l'angle interne de l'œil sans se confondre ni avec la caroncule, ni avec la membrane semi-lunaire; la pointe repose sur la cornée et s'étend sur une ligne de près de deux millimètres situés entre la pupille et le bord cornéen. Il existe en même temps une légère inflammation de la conjonctive à laquelle prend part la membrane semi-lunaire. L'onglet est rouge et très vasculaire, ses bords sont très saillants.

L'opération est pratiquée le 23 avril. Procédé par enroulement. On instille de l'atropine dès les premiers jours, on fait souvent des lavages à l'acide phénique et on emploie la vaseline afin de faciliter le glissement des paupières sur le globe oculaire.

Le 29 avril. — On passe le nitrate d'argent sur quelques bourgeons qui sont devenus un peu saillants, et le 10 mai la guérison est complète.

Outre les observations que je viens d'exposer et bien qu'il me serait possible de m'en tenir à ces quelques cas je tiens pourtant à faire ici un relevé succinct des observations inscrites sur le registre de la clinique.

Voici les noms et adresses des personnes opérées et guéries par la méthode dite d'enroulement.

21 juillet 1881. — M. Dorange, Albert, 28 ans, rue Surcouff, 3. — Ptérygion interne, ulcère avec dépôt de plomb.

10 août 1881. — Mme Pascaul, 53 ans, rue du Parc prolongé, 83, Ivry. — Ptérygion interne gauche depuis 6 ans.

3 Novembre 1881. — M. Payseut, 19 ans, boulevard Poissonnière, 32. — Ptérygion interne droit.

24 Janvier 1882. — M. Marchand, Auguste, 48 ans, Bourg-la-Reine. — Ptérygion interne des deux yeux.

6 Avril 1882. — M. Chaillot, Lucien, 47 ans, rue de Vanves, 133. — Ptérygion interne gauche ulcéré datant d'un an.

11 Juillet 1882. — M. Badin, François. — Ptérygion enflammé ulcéré, œil droit.

21 Septembre 1882. — M. Florgeot, 29 ans, 87, rue Monge, — Ptérygion interne droit.

2 Avril 1883. — M. Joly, Auguste, 26 ans, Bourg-la-reine, — Ptérygion interne gauche.

13 Juillet 1883. — M. Cropinet, 43 ans, Mertru, Haute-Marne.— Ptérygion interne double.

18 Juillet 1883. — Mme Louis, 50 ans, rue Gérandos, 19. — Ptérygion large central cornéen droit avec strabisme convergent.

1er Août 1883. — M. Grunessen, 64 ans, rue du Bondonneau, 1. — Ptérygion double.

8 Août 1883. — M. Faure, 43 ans, 57, rue de Rennes. — Ptérygion interne droit.

22 Août 1883. — M. Muratet, rue Sablonnière, 2. — Ptérygion interne droit, symblépharon.

31 Octobre. — M. Savin, 39 ans, rue Renard, 30. — Ptérygion double.

30 Janvier 1884. — M. Botelin, Passage-des-Abbesses, 1. — Ptérygion interne droit.

8 Février 1884. — M. Petit Jean, rue Nationale, 23. — Ptérygion interne droit.

14 Mars 1884. — Mme Wessel, 4, rue Parmentier. — Ptérygion interne gauche.

21 Avril 1884. — Mlle Blondeau, Malherbes (Loiret). — Ptérygion graisseux interne, œil droit.

23 Avril 1884. — M. Jacques Walter, Clichy-la-Garenne. — Ptérygion large cornéen œil gauche, ectropion lacrymal double.

9 Janvier 1885. — M. Doins, Quai de la Tournelle. — Ptérygion large cornéen gauche.

CONCLUSION

1° On ne doit intervenir contre le ptérygion que lorsqu'il a envahi la cornée, ou qu'il est la cause de conjonctivites permanentes ;

2° Tous les traitements médicaux préconisés n'ont aucune action contre cette affection ;

3° Il faut toujours intervenir chirurgicalement ;

4° L'excision, le déplacement en totalité en bas ou en haut, ou par moitié en haut et par moitié en bas, ne mettent pas à l'abri de récidives ;

5° Nous avons vu le *procédé dit par enroulement* réussir dans des cas où toutes les autres méthodes avaient échoué et depuis cinq ans nous n'avons pu relever à son compte aucune récidive.

INDEX BIBLIOGRAPHIQUE

A. Desmarres. — Leçons cliniques de chirurgie oculaire.

Beer. — Lehre van den augen., vol. II, 1817.

Meyer. — Traité pratique des maladies des yeux, 1880.

Galezowski. — Traité des maladies des yeux, 1872.

Follin et Duplay. — Traité élémentaire de path. ext. tome 4.

Weeker. — Thérapeutique oculaire, 1879.

Scarpa. — Traité des maladies des yeux, 1821.

Lawrence. — Tréatise of the diseases of the eye, London, 1859.

Wardrop. — In the morbid anatomy of the eye.

Manhardt. — Arch. fur ophthalmologie, vol. XIV, 1868.

Abadie. — Traité des maladies des yeux, 1876, t. I.

Richet. — Traité pratique d'anatomie médico-chirurgicale.

Horner. — Corresp., bl., shiveitzer aerzte, 1875.

Poncet de Cluny. — Arch. d'ophthalmologie, 1881.

Brower. — (Dublin quaterly journal of medical science february, 1851.

Dr. Hache. — Recueil d'ophthalmologie, 1877, t. IV.

Rondouly. — Thèse, 1877.

Weller. — Thèse et traité pratique des maladies des yeux.

Larroque. — Thèse, 1877.

Rognetta. — Cours d'ophthalmologie, Paris, 1877.

Arlt. — Die krankelen des auges, prat. 1858.

Middlemore. — A treatise of the diseases of the eye, t. I, London, 1835.

Petrequin. — Recherches d'anatomie path. sur la nature du ptérygion. Annales d'oculistique, tome I.

Dict. de **Nysten**. — Voir ptérygion.

Carassan. — Thèse, 1880.

Heineken. — Médical repository, vol. XXII, London, 1824.

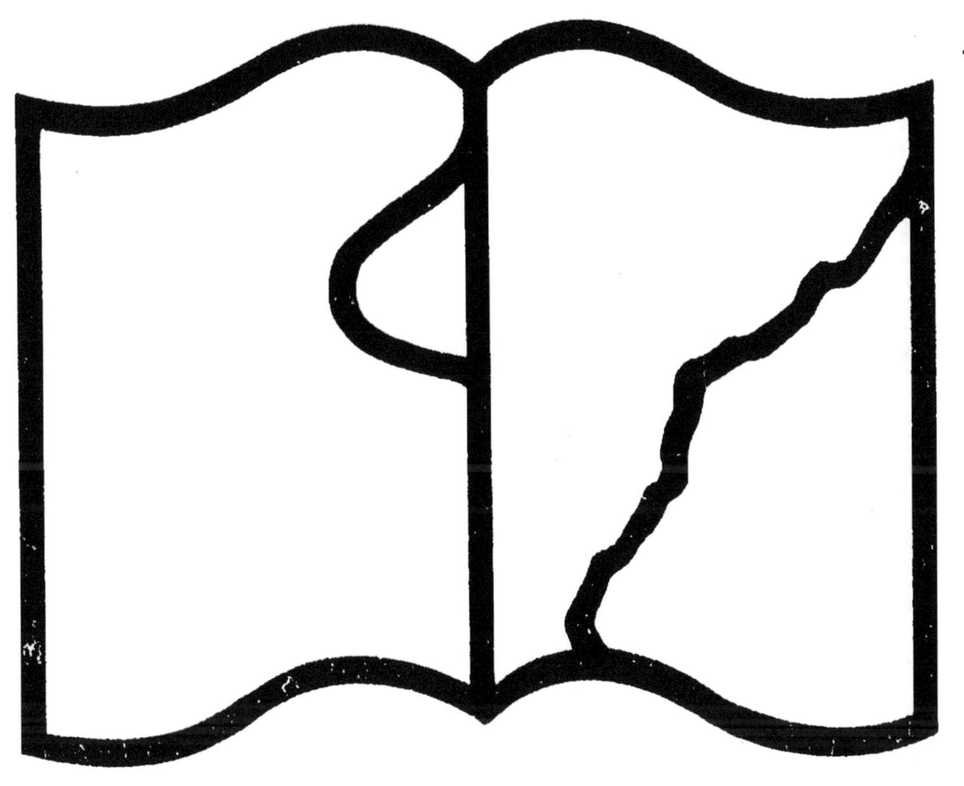

Texte détérioré — reliure défectueuse

NF Z 43-120-11

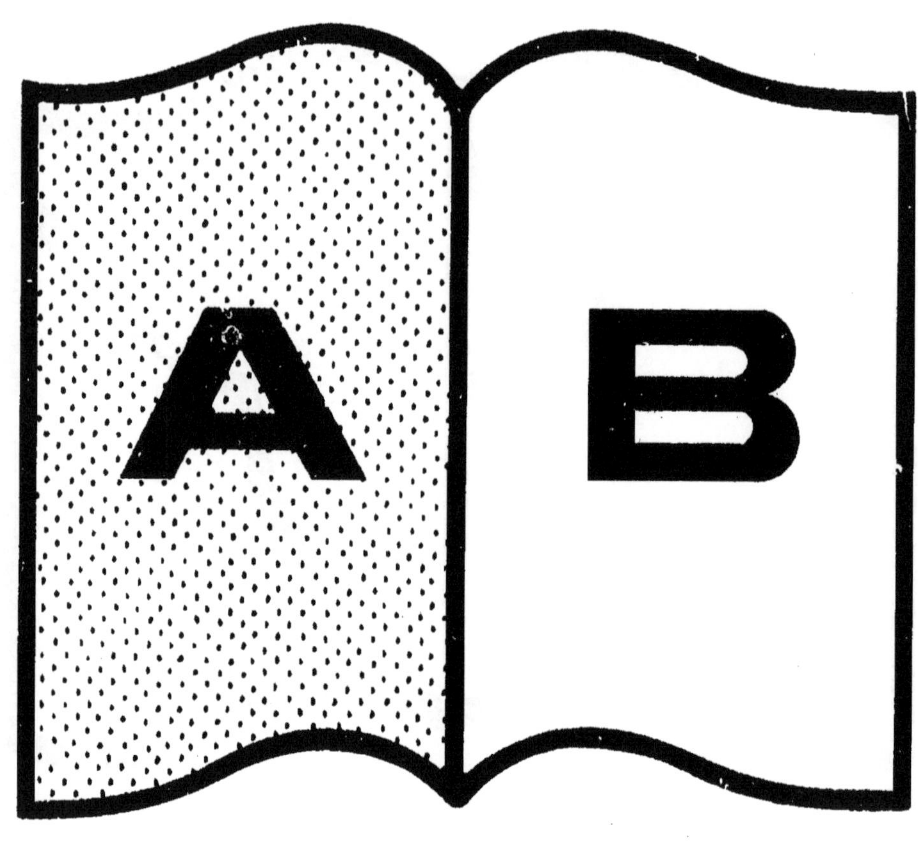

Contraste insuffisant

NF Z 43-120-14